Akshay Kumar Pai U
Krishna Prasad L

Sobrevivência de coroa e facetas em dentes anteriores ET

Akshay Kumar Pai U
Krishna Prasad L

Sobrevivência de coroa e facetas em dentes anteriores ET

Uma revisão sistemática

Imprint

Any brand names and product names mentioned in this book are subject to trademark, brand or patent protection and are trademarks or registered trademarks of their respective holders. The use of brand names, product names, common names, trade names, product descriptions etc. even without a particular marking in this work is in no way to be construed to mean that such names may be regarded as unrestricted in respect of trademark and brand protection legislation and could thus be used by anyone.

Cover image: www.ingimage.com

This book is a translation from the original published under ISBN 978-620-5-63992-4.

Publisher:
Sciencia Scripts
is a trademark of
Dodo Books Indian Ocean Ltd. and OmniScriptum S.R.L publishing group

120 High Road, East Finchley, London, N2 9ED, United Kingdom
Str. Armeneasca 28/1, office 1, Chisinau MD-2012, Republic of Moldova, Europe
Printed at: see last page
ISBN: 978-620-5-73288-5

CAPACIDADE DE SOBREVIVÊNCIA DA COROA E DAS FACETAS DOS DENTES ANTERIORES

CONTEÚDO

INTRODUÇÃO 7

OBJECTIVO 12

OBJECTIVOS 13

METODOLOGIA 14

REVISÃO DE LITERATURA 22

RESULTADOS 28

DISCUSSÃO 33

CONCLUSÃO...49

REFERÊNCIAS 50

RECONHECIMENTO

Na frente pessoal, gostaria de expressar a minha sincera gratidão aos meus **PAIS** e ao meu **UNCLE**, pelo seu amor incondicional, apoio incondicional que me fortaleceu a mim e à minha fé.

Um agradecimento especial ao **Dr. L Krishna Prasada,** Professor e Chefe do Departamento de Dentisteria Conservadora e Endodontia. Gostaria de expressar a minha gratidão pelo seu apoio alargado como um pilar ao longo de todo o processo e de ouvir e esclarecer constantemente todas as dúvidas que tive ao longo do processo.

Gostaria de estender os meus sinceros agradecimentos ao **Dr. Moksha Nayak,** Director e Professor, Departamento de Dentisteria Conservadora e Endodontia, que sempre me encorajou em toda a minha dissertação na biblioteca.

Também apresento os meus sinceros agradecimentos ao **Dr. Naveen Kumar K e ao Dr. Ramya MK, Dr. Krishnaveni** Reader,Departamento de Dentisteria Conservadora e Endodontia, pela sua orientação activa, sugestões valiosas e ajuda amigável durante a minha dissertação na biblioteca.

Agradeço também aos meus caros amigos e colegas, **Dr. Prapti, Dr. Vishnuja, Dr.**

Deepa, Dr. Srikanth e Dr. Nihala por me ajudarem sempre que necessário. Seria injusto da minha parte se eu não mencionasse os meus juniores e seniores.

Akshay

Introdução:

A preservação de dentes tratados endodonticamente (ETT) depende de vários factores relacionados com o paciente e com o operador. As taxas de sucesso relatadas para o tratamento convencional de canal radicular variam entre 40% e 97%, dependendo de diferenças na concepção do estudo, procedimentos clínicos, critérios de avaliação e duração do período de observação pós-operatória. Estes resultados são promissores para a função a longo prazo dos dentes tratados de canal radicular (RCT), desde que a restauração coronal que sucede à terapia endodôntica assegure a longevidade.

Apontar:

Este estudo visa avaliar a capacidade de sobrevivência de dentes anteriores tratados endodonticamente com coroas e facetas.

Materiais e método:

Os artigos foram seleccionados através de pesquisa sistémica envolvendo bases de dados como pubmed, google scholar, scopus, revistas específicas (pesquisa manual). Os artigos publicados em língua inglesa são seleccionados. A estratégia de pesquisa baseia-se nas palavras-chave: facetas, tratamento endodôntico, dentes anteriores, coroa.

Resultados:

A taxa de sobrevivência acumulada dos folheados encontrados é superior às restaurações de cobertura total (p<0,05). O pólo de moore favorece as facetas com alta taxa de sobrevivência seguida dos dentes restaurados com pós-core e coroas, menos com as coroas. As facetas feldspáticas mostraram uma maior taxa de sobrevivência do que outros tipos.

Conclusão:

A capacidade de sobrevivência das facetas é significativamente maior em comparação com a das coroas dos dentes anteriores tratados endodonticamente.

Palavras-chave :

capacidade de sobrevivência das coroas, capacidade de sobrevivência das facetas, dentes anteriores tratados endodonticamente, sustentabilidade das coroas e das facetas

LISTA DE ABREVIATURAS

Sl. No.	Abbreviation	Expansion
1.	RCT	Randomised clinical trial
2.	SRs	Systematic Reviews
3.	RR	Risk ratio
4.	ETT	Endodontically treated teeth
5.	CSR	Cumulative survival rate

INTRODUÇÃO

Os dentes na zona estética têm um papel importante na aparência geral do sorriso de uma pessoa. Qualquer defeito nestes dentes relacionado com a cor, forma ou alinhamento poderia levar a um impacto negativo na estética do sorriso. As razões mais comuns que levam a tais defeitos incluem lesões de cárie, restaurações antigas falhadas, e traumas.[1] Diferentes abordagens de restauração directa e indirecta podem ser usadas para abordar esta questão. As restaurações baseadas em materiais de preenchimento directo oferecem uma opção de tratamento rápida e barata para muitos pacientes. Contudo, estas restaurações directas têm limitações, tais como descoloração a longo prazo, para além do elevado risco de cárie recorrente.[2] Outra alternativa de tratamento comum baseia-se na cobertura total da estrutura dentária com restaurações da coroa. Historicamente, as restaurações das coroas eram a opção preferida para tratar muitos problemas estéticos, uma vez que requerem uma cobertura total do dente, o que poderia oferecer uma melhor retenção e estética em comparação com as restaurações directas. Contudo, a preparação do dente para estas restaurações pode ser considerada uma abordagem invasiva, em muitos casos com a remoção de uma quantidade considerável de estrutura dentária sólida.[3]

O folheado laminado de porcelana (PLV) foi introduzido no início da década de 1980 e tornou-se popular, uma vez que permite a preservação de mais estrutura dentária em comparação com as restaurações de coroas completas. Os PLV são mais frequentemente recomendados para mascarar a descoloração ligeira a moderada dos dentes, a melhoria da forma dos dentes e o fechamento dos dentes diastema.[4] Stenhagen et al estudaram recentemente a influência das restaurações coronais na sobrevivência do ETT e descobriram que as restaurações indirectas têm uma taxa de sobrevivência significativamente maior quando comparadas com as restaurações directas.[5]

Num estudo de grande escala realizado com base em dados de sinistros de seguros, Yee et al concluíram que as taxas de sobrevivência a longo prazo do tratamento inicial do canal radicular são adversamente afectadas pelo atraso na colocação da restauração coronal final.[6]

As restaurações indirectas são cada vez mais utilizadas para melhorar o aspecto dos pacientes e para restaurar os dentes posteriores muito danificados ou endodonticamente tratados. Com pacientes que vivem mais tempo e retêm mais dentes, estas restaurações são consideradas uma opção de tratamento a longo prazo. A longevidade da restauração é assim importante numa população envelhecida, e os pacientes exigem restaurações que restaurem os dentes tanto na forma como na função. Falta o número de estudos sobre restaurações indirectas com um seguimento de mais de 20 anos, apesar da sua popularidade na prática clínica e da maior expectativa dos pacientes no que diz respeito à longevidade. De facto, a necessidade de estudos a mais longo prazo foi recomendada em 2013, e a falta de estudos a mais longo prazo (10 anos) para restaurações indirectas convencionais não mudou durante este período A vitalidade dos dentes com coroas também tem sido descrita até 25 anos, sendo a perda máxima de vitalidade relatada nestes estudos de 19%. Estas directrizes para preparações dentárias ideais, conicidade, e estrutura dentária coronal suficiente foram seguidas nesta população de pacientes.[7]

Os dentes tratados endodonticamente (ETT) são mais susceptíveis a falhas biomecânicas do que os dentes vitais, principalmente devido à quantidade de estrutura dentária interna que é removida durante o tratamento endodôntico e à perda de tecido duro coronal. O prognóstico do ETT depende não só da qualidade do tratamento endodôntico, mas também das técnicas de restauração sub sequencial.[2] As razões relatadas para a extracção de dentes após o tratamento endodôntico incluem falhas endodônticas, complicações prostodônticas, fractura coronal e radicular, cárie, ou doença periodontal.[1]

A melhor forma de restaurar o ETT tem sido amplamente desacreditada, mas ainda é controversa em relação ao melhor tipo de restauração final.[8] A modalidade de restauração convencional envolve a fabricação de uma coroa de cobertura completa com ou sem um poste, uma vez que se acreditava que isto proporcionava melhor protecção e reforço da estrutura dentária restante. No entanto, a restauração completa da coroa requer normalmente também uma preparação extensa do dente e novos esquemas oclusais. Além disso, a perda de estruturas anatómicas, tais como cúspides, e o telhado da câmara de polpa pode diminuir a resistência do dente restante.[9]

Embora as amálgamas directas e restaurações compostas tenham sido recomendadas em 2003 como técnicas de restauração conservadoras com taxas de sobrevivência de 10 anos de 82,4% e 85,2% respectivamente, estudos mais recentes de um grande número de pacientes tratados por dentistas gerais dão uma longevidade média de restaurações compostas posteriores directas entre 5 e 8 anos.[9]

A preservação máxima da estrutura dentária saudável é o principal objectivo da odontologia restaurativa. Portanto, com os recentes avanços nas tecnologias de colagem, foram sugeridas, em vários estudos in vitro, incrustações ou restaurações em cerâmica aderente. Alguns indicam que apenas uma cobertura completa pode proporcionar protecção suficiente e assegurar a longevidade do complexo de restauração dos dentes, enquanto outros afirmam que a decisão de colocar coroas ou onlays de cobertura total deve depender da quantidade de estrutura dentária remanescente.[9]

Muitos clínicos preferem utilizar restaurações compostas directas para restaurar o ETT devido às suas boas propriedades estéticas, custo relativamente baixo, facilidade de manipulação e preservação das estruturas dentárias.[7] Alguns estudos de laboratório indicam que não há diferença significativa na carga necessária para fracturar o ETT que recebeu restaurações directas ou indirectas. No entanto, foi posteriormente relatado que as restaurações cerâmicas indirectas podem representar um risco mais elevado de fractura dentária catastrófica.[8] Os resultados da carga termomecânica indicaram que as restaurações cerâmicas se comportam de forma semelhante às restaurações directas quando são utilizadas as mesmas preparações cavitárias, tendo-se concluído que as pequenas cavidades de acesso endodôntico conservadoras podem ser restauradas de forma segura e simples com restaurações adesivas directas e compostas.[9]

Os efeitos da restauração coronal sobre o resultado da terapia endodôntica têm sido amplamente investigados em vários estudos clínicos, Embora os resultados dos estudos sugiram que as restaurações coronais são importantes para o sucesso da terapia endodôntica, alguns investigadores têm questionado a sua influência. A qualidade da obturação é o factor mais crítico para o sucesso da ETT. Além disso, o debate continua entre os dentistas sobre a selecção do tipo de restauração final, uma vez concluída a TCR.[10]

Pirani et al analisaram dados de 10 anos num programa de mestrado em endodontia e encontraram uma taxa de sucesso de 85% de tratamento de canais radiculares obturação com thermafill e selador AH Plus 29. Prati et al encontraram 80% de sobrevivência do ETT nos seus 20 anos de estudo de recordação com razões não endodônticas como as principais causas da extracção de dentes com enchimento radicular.[10]

A restauração de dentes tratados endodonticamente (ETT) é um procedimento desafiante.[2] A selecção da restauração final depende principalmente da estrutura dentária restante. Contudo, as provas para o melhor tipo de restauração pós endodôntica, considerando a dimensão da destruição dos dentes coronal, são escassas ou inexistentes. Em particular, verificou-se que os dentes anteriores tratados endodonticamente apresentam um maior risco de falha biomecânica devido a forças de corte, e são de interesse específico na literatura.[9] Embora o desenho do ETT com e sem ferrule esteja severamente danificado, o ETT decorado foi bem documentado no que diz respeito à pós-colocação e cobertura total da coroa, as recomendações para restaurar o ETT anterior com cavidades de Classe III estão subrepreendidas na literatura.[8]

Além disso, está disponível uma gama de diferentes tipos de restaurações de facetas adesivas para dentes anteriores. A indicação para restauração de ETT anterior com restaurações de facetas varia desde indicações exclusivamente estéticas, mascarando dentes altamente descoloridos, até restaurações altamente funcionais, poupando a estrutura coronal residual do dente. No entanto, as restaurações de coroa com cobertura total em ETT têm uma ampla aceitação na odontologia restaurativa. Uma revisão bibliográfica concluiu que o ETT pode servir como pilares de confiança para restaurações de coroas dentárias. Além disso, uma revisão sistemática sobre a restauração de ETT mostrou taxas de sobrevivência aceitáveis de 10 anos de 81% para ETT restaurado com coroas, e encontrou taxas de sobrevivência reduzidas de 63% para ETT restaurado com restaurações directas.

OBJECTIVO

O objectivo do presente estudo era avaliar a taxa de sobrevivência de coroas e facetas em dentes anteriores tratados endodonticamente, com base numa revisão sistemática da literatura.

OBJECTIVOS

1. Analisar o efeito da colagem na taxa de sobrevivência das coroas

2. Analisar o efeito da colagem na taxa de sobrevivência das coroas

3. Para analisar o efeito de diferentes materiais utilizados no fabrico de restaurações de cobertura total para a capacidade de sobrevivência .

4. Para analisar o efeito de diferentes materiais utilizados no fabrico de restaurações de folheados para a capacidade de sobrevivência.

5. Analisar o efeito dos diferentes agentes de cimentação utilizados na capacidade de sobrevivência das coroas.

6. Analisar o efeito de diferentes desenhos de preparação na capacidade de sobrevivência dos folheados.

METODOLOGIA

Esta revisão sistemática é conduzida de acordo com as directrizes do Preferred Reporting Items for Systematic reviews e Meta-Analysis (PRISMA) e a lista de verificação de avaliação crítica do Instituto Joanna Briggs para revisões sistemáticas [16]

Tipos de estudos

Foram incluídos nesta revisão ensaios controlados aleatórios (RCTs) publicados ao longo de um período de 20 anos.

Tipos de intervenções

Restaurações de cobertura total e coroas sobre os dentes anteriores tratados endodonticamente.

Tipos de medidas de resultados

Analisar o efeito de certos factores como o material utilizado no fabrico de próteses, o agente de cimentação utilizado, o mecanismo de colagem envolvido, o desenho de preparação utilizado para a colocação de próteses na capacidade de sobrevivência de restaurações de cobertura total e folheados sobre dentes anteriores tratados endodonticamente.

Pesquisa de literatura e estratégia de rastreio

Uma pesquisa electrónica sem restrições de tempo foi realizada em Outubro de 2021, com uma pesquisa actualizada realizada em Fevereiro de 2022, nas seguintes bases de dados.

Não.	História da pesquisa	Resultados
1.	"folheados de cerâmica" OU "folheado de porcelana" OU "folheado indirecto" OU "laminate veneer" OU "veneer restaurations" OU "dental veneer" OU "folheado") E ("sobrevivência" OU "taxa de sobrevivência" OU "análise de sobrevivência" OU "falha na restauração dentária" OU "falha na prótese" OU "sucesso" OU "taxa de sucesso" OU "complicações" OU "prognóstico" OU "longo prazo") E ("coroas" OU " restaurações de cobertura total").	2587

Tabela 1:- Palavras utilizadas no motor de busca.

A lista de referência dos estudos identificados e as revisões relevantes sobre o assunto foram também verificadas para possíveis estudos adicionais. Foi realizada uma pesquisa manual de revistas relacionadas com próteses.

INCLUSION CRITERIA	EXCLUSION CRITERIA
1. Publications (either retrospective or prospective studies) reporting clinical series of patients rehabilitated with Veneers and crowns, with a minimum follow-up of atleast 1 year, and published within the last 21 years. 2. Studies with post and core systems 3. Studies reporting laminate veneers made of composites were included	1. Studies not in English language. 2. Case reports, case series, systematic reviews or any other studies other than Randomized controlled clinical trials. 3. Studies done prior to 2000

Quadro 2:- Critérios de inclusão e exclusão.

Selecção do estudo

Os títulos e resumos de todos os relatórios identificados através das pesquisas electrónicas foram lidos. Para estudos que pareciam satisfazer os critérios de inclusão, ou para os quais não havia dados suficientes no título e resumo para tomar uma decisão clara, o relatório completo foi obtido. A estratégia de pesquisa nas bases de dados resultou em 2587 artigos. 1498 artigos foram citados em mais do que uma base de dados (duplicados). A selecção independente dos resumos dos artigos relacionados com o objectivo da revisão. Dos 51 estudos resultantes, foram excluídos por não estarem relacionados com o tema ou por não apresentarem casos clínicos (a maioria não envolvendo dentes anteriores). A pesquisa manual adicional de periódicos e das listas de referência de estudos seleccionados, mais a pesquisa actualizada, resultou em dois artigos adicionais. Assim, um total de 9 publicações foram incluídas na revisão

Extracção de dados

Para cada um dos estudos identificados incluídos, os seguintes dados foram então extraídos num formulário padrão, quando disponíveis:

• ano de publicação

• desenho do estudo

• número de pacientes

• localização da coroa ou facetas sobre as quais os dentes foram restaurados (incisivo, canino),

• Desenho de preparação de facetas e coroas

• tipo de material utilizado (em caso de porcelana : feldspática, não feldspática, e em caso de coroa é a cerâmica metálica, metal ou toda a cerâmica)

• sistema adesivo utilizado

• definição de fracasso

• complicações, e período de acompanhamento.
Avaliação da qualidade.

A avaliação da qualidade da série de casos foi executada de acordo com a Ferramenta de Avaliação da Qualidade para Estudos de Série de Casos dos Institutos Nacionais de Saúde (NIH).

• Os estudos foram classificados como de "boa", "justa", ou "má" qualidade.
• Uma classificação "pobre" indica um risco significativo de enviesamento.

17

• Os estudos de "boa" qualidade foram considerados como tendo pelo menos sete pontos

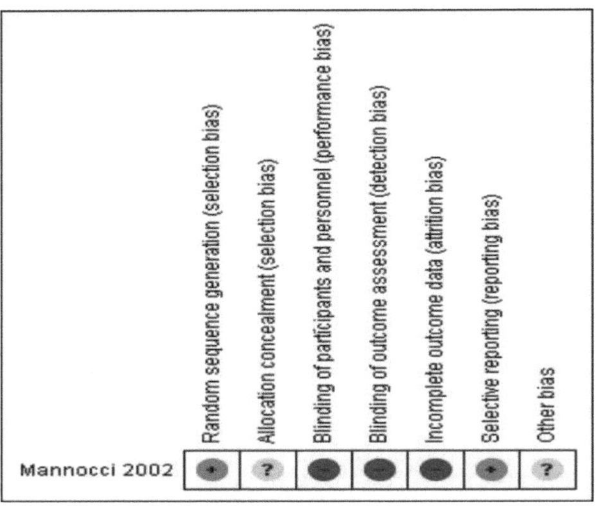

Análise de dados

A taxa de sobrevivência percentual (ISR) de coroas e folheados em dentes tratados endodonticamente e a taxa de sobrevivência de ETT com coroas e folheados foi calculada utilizando a informação para o período de falha extraída dos estudos incluídos, e a taxa de sobrevivência acumulada (CSR) foi calculada ao longo do período máximo de seguimento relatado, em análises de sobrevivência de mesa de vida com

✓ fractura da coroa

✓ fractura do folheado

✓ sobrevivência de dentes tratados endodonticamente

✓ fractura do dente restaurado, bem como por falha considerando estas quatro razões em conjunto.

Análise estatística.

A falha entre a coroa cimentada com fosfato de zinco e o ionómero de vidro foi comparada pelo teste de log-rank (Kaplan-Meier). Foi realizada uma ANOVA de três vias para ver o tipo de falha em cada tipo de prótese. Todos os dados foram analisados estatisticamente utilizando o software Statistical Package for the Social Sciences (SPSS) versão 26 (SPSS Inc., Chicago, IL, EUA). O título do artigo, o nome da revista e os autores com a respectiva afiliação foram mascarados e distribuídos entre um painel de dois revisores. Cada manuscrito foi analisado quanto à qualidade metodológica, de acordo com uma lista de verificação preparada contendo 12 artigos principais, tal como recomendado pela lista de verificação de avaliação crítica do JBI para revisões sistemáticas. Os detalhes das etapas de pesquisa e as razões de exclusão da revisão foram documentados e são apresentados como no Diagrama 1. Os estudos incluídos estão no quadro 3. Os estudos incluíram 6 estudos retrospectivos, 2 estudos prospectivos e um ensaio clínico aleatório. Um total de 9 estudos foram seleccionados para a avaliação quantitativa dos dados utilizando uma pesquisa bibliográfica sistemática através das bases de dados em linha.

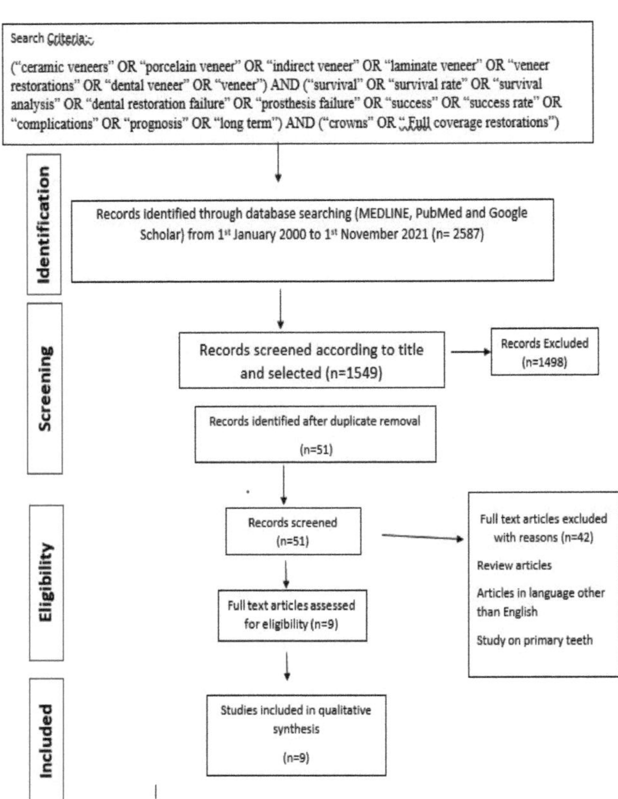

Diagrama 1:- Fluxograma da pesquisa bibliográfica.

Authors name	published	Study design	Type of prosthesis used	Study sample	Luting agent used	Follow up	Failed crowns or veneers	Conclusion
Francesco Mannocci et al	2002	Prospective	Full coverage restoration	117	-	3 yrs	12 crowns	ceramo-metal crown coverage did not enhance the clinical performance of endodontically treated and restored teeth when compared with placement of a direct composite restoration over a 3-year time span
Marleen pneumans et al	2004	Prospective study	Porcelain veneers	87	Adhesive	10 yrs	4%	It can be stated that labial porcelain veneers represent a reliable, effective procedure for conservative treatment of unesthetic anterior teeth in the long term. The maintenance of esthetics was good, patient satisfaction was high, and the retention rate was still excellent after 10 years. In addition, caries recurrence at the tooth/porcelain veneer interface was limited. The number of irreparable failures was low at 10 years. Factors such as occlusion, preparation design, presence of composite fillings, and the adhesive used were covariables that contributed to the ultimate clinical outcome of porcelain veneers in the long term.
Wietske A. Fokkinga et al	2007	Retrospective study	Crowns	257	-	17 yrs	20-29%	The long-term follow-up suggest that in an endodontically treated tooth with substantial remaining dentin a post in a core does not perform better than a post-free core. The preservation of substantial remaining coronal tooth structure seems to be critical for the long-term survival of endodontically treated crowned teeth.
Ulrike Stephanie Beier et al	2012	Retrospective	Porcelain laminate veneers	84	Adhesive	20	29	PLVs offer a predictable, conservative, and highly successful restoration. • The estimated survival probability at 10 years was 93.5%. • The main reason for failure was fracture of the ceramic. • Increased failure rates were associated with parafunction (bruxism) and nonvital abutment teeth.
Ryan C. Olley et al	2017	Retrospective cohort study.	Crowns and veners	223 (22 anterior crowns and 22 veneers)	Zinc phosphate/Glass ionomer/adhesive cement)	50 yrs	-	The estimated survival of metal-ceramic crown restorations on ETT (47.53 years [95% CI: 45.59-49.47]) and survival of ETT with anterior ceramic veneers, crowns, and gold crowns on (100% survival) were high over 50 years
Kandace Yee et al	2017	Retrospective	Crowns	-	-	10 yrs	18%	The long-term survival rates of initial endodontic therapy are affected by the timing of the core/ post and crown placement; however, it should be noted that the reliance on claims data could overstate successful outcomes.
Manja von stein et al	2018	Randomised control	Crowns & veneers	72	Adhesive	-	-	Compared to crowns, less invasive veneers were found to be advantageous and have good role in survivability of ETT
M.M.M. Gresnigt et al	2019	Randomized clinical trial	Ceramic laminate veneers & indirect restorations	48	Adhesive resin	10 yr	11 veneers	When absolute failures are considered, the clinical performance of indirect resin composite and ceramic laminate veneers performed better up to 120 months.
Durre sadaf et al	2020	Retrospective study	crowns	3863	Cements and adhesive resin	8 yrs	289 crowns	ETT which received crowns was 2.05 times more likely to need extraction than those in which a composite buildup was performed (hazard ratio [HR] 2.05; confidence interval [CI] 1.84–2.29; P ≤ 0.000)

Quadro 3:- Os estudos que devem ser avaliados quantitativamente organizados em tabelas.

Gresnigt et al no ano 2002 conduziu um ensaio clínico aleatório com o objectivo de avaliar a taxa de sobrevivência e a qualidade de sobrevivência dos compostos de resina indirecta e dos folheados laminados cerâmicos. Métodos: Um total de 48 facetas de resina composta indirecta (Estenia; n = 24) e laminado cerâmico (IPS Empress Esthetic; n = 24) foram colocadas nos dentes anteriores maxilares. As preparações de facetas com sobreposição incisal foram realizadas utilizando uma técnica de maquilhagem. A sobrevivência da restauração foi considerada a medida do resultado primário e relatada usando estatísticas de Kaplan-Meier e curvas de sobrevivência comparadas através do teste Log Rank (Mantel-Cox). Após a cimentação, as restaurações foram avaliadas por operadores calibrados na linha de base e todos os anos seguintes, utilizando critérios USPHS modificados e comparados por meio do teste Mann-Whitney U. Os resultados deste ensaio clínico revelaram 6 falhas que foram observadas, consistindo em desbondagem (n = 3) e fractura (n = 3), todas no grupo dos laminados laminados laminados compósitos de resina indirecta. A hipótese acumulada de sobrevivência após 10 anos do compósito de resina indirecta e dos folheados de cerâmica foi de 75% (se 3,8%) e 100%, respectivamente (p = 0,013). Dos 42 folheados laminados sobreviventes, as variáveis 'compatibilidade de cor' (p = 0,002), 'rugosidade da superfície' (p = 0,000), 'fractura da restauração' (p = 0,028), e 'desgaste da restauração' (p = 0,014), foram significativamente menos favoráveis também entre os folheados laminados compostos. O ensaio concluiu que as facetas cerâmicas nos dentes anteriores superiores neste estudo tiveram um desempenho significativamente melhor em comparação com as facetas laminadas indirectas compostas após uma década, tanto em termos de taxa de sobrevivência como em termos de qualidade das restaurações sobreviventes. [1]

Fransesco Manocci et al no ano 2002 tinham feito uma comparação clínica avaliando a taxa de sucesso clínico dos pré-molares tratados endodonticamente restaurados com postes de fibra e restaurações compostas directas e comparar esse tratamento com um tratamento semelhante de cobertura total com coroas metalo-cerâmicas. Os materiais e métodos para este estudo comparativo incluíram sujeitos que tinham um pré-molar maxilar ou mandibular para o qual foi indicado o tratamento endodôntico e a constituição da coroa e que cumpriam critérios específicos de inclusão/exclusão. Apenas foram incluídos pré-molares com lesões cariosas de Classe II e estrutura de cúspides preservada. Os temas do estudo foram distribuídos aleatoriamente em 1 dos 2 grupos experimentais seguintes:

(1) dentes tratados endodonticamente e restaurados com técnicas adesivas e compósitos ou

(2) dentes tratados endodonticamente, restaurados com técnicas adesivas e compósitos, e depois restaurados com coroas metalo-cerâmicas de cobertura total.

Sessenta dentes foram incluídos no primeiro grupo e 57 no segundo. Todas as restaurações foram realizadas por um operador. As causas de falha foram categorizadas como fractura de raiz, fractura, decementação, evidência clínica e/ou radiográfica de lacuna marginal entre dente e restauração, e evidência clínica e/ou radiográfica de cárie secundária contígua com margens de restauração. As causas clínicas e radiográficas de falha foram examinadas por 2 examinadores calibrados em intervalos de 1, 2, e 3 anos. A análise estatística calculou os intervalos de confiança exactos de 95% para a diferença entre os 2 grupos experimentais. Os resultados deste estudo comparativo mostram que, na recolha de 1 ano, não foram relatadas falhas. Os únicos modos de falha observados aos 2 e 3 anos foram decementações de próteses e provas clínicas e/ou radiográficas de lacuna marginal entre o dente e a restauração. Não houve diferença nas frequências de falha dos 2 grupos (intervalo de confiança de 95%, 17,5 a 12,6). Não houve diferença entre o número de falhas causadas pela pós-decementação e a presença de lacunas marginais observadas nos 2 grupos (intervalos de confiança de 95%, 9,7 a 16,2 e 17,8 a 9,27). O estudo que pretendia comparar concluiu que as taxas de sucesso clínico dos pré-molares tratados endodonticamente restaurados com postes de fibra e restaurações compostas directas após 3 anos de serviço eram equivalentes a um tratamento semelhante de cobertura total com coroas metalo-cerâmicas.[2]

Marleen Peumans et al no ano 2004 realizaram um estudo que teve como objectivo avaliar o desempenho clínico dos revestimentos de porcelana após 5 e 10 anos de serviço clínico. Os materiais e métodos utilizados foram, Um único operador colocou laminados de porcelana em 87 dentes anteriores maxilares em 25 pacientes. Todas as restaurações foram recuperadas aos 5 anos e 93% das restaurações aos 10 anos. O desempenho clínico foi avaliado em termos de estética, integridade marginal, retenção, microinfiltração clínica, recidiva de cárie, fractura, vitalidade, e satisfação dos pacientes. As falhas foram registadas ou como "clinicamente inaceitáveis mas reparáveis ou como clinicamente inaceitáveis com necessidade de substituição". Os resultados do estudo retrataram os folheados de Porcelana mantendo o seu aspecto estético após 10 anos de serviço clínico. Nenhum dos folheados foi perdido. A percentagem de restaurações que permaneceram "clinicamente aceitáveis" (sem necessidade de intervenção) diminuiu significativamente de uma média de 92% (95 C: 90% a 94%) aos 5 anos para 64% (95 CL 51% a 77%) aos 10 anos. As fracturas de porcelana (11%) e os grandes defeitos marginais (20%) foram a principal razão do fracasso. Os defeitos marginais foram especialmente notados em locais onde o folheado terminou num enchimento composto existente. Em tais locais vulneráveis, foram frequentemente observadas descolorações marginais graves (19%) e recidivas de cárie (10%). A maioria das restaurações que apresentavam um ou mais problemas clinicamente inaceitáveis (28%) eram reparáveis. Apenas 4% das restaurações precisaram de ser substituídas na recolha de 10 anos. O estudo concluiu que as facetas de porcelana labial representam um procedimento fiável e eficaz para conservar o tratamento de dentes anteriores não estéticos Oclusão, desenho da preparação, presença de recheios compostos, e o adesivo utilizado para ligar as facetas ao substrato dentário são co-variáveis que contribuem para o resultado clínico destas restaurações a longo prazo. Stravaupoulou et al em 2007 fizeram uma revisão sistemática para testar a hipótese de que a colocação de uma coroa está associada a uma melhor sobrevivência (a longo prazo) dos dentes tratados com canal radicular. As fontes de dados utilizadas foram: documentos referentes a coroas únicas sobre dentes tratados endodonticamente foram localizados através de uma pesquisa MEDLINE e uma pesquisa manual. Foram encontradas mil seiscentas e nove referências, as quais foram sujeitas a um procedimento de revisão sistemática. Os estudos que foram incluídos aplicaram um procedimento de inclusão-exclusão em três etapas para a identificação dos artigos que representavam; boas práticas científicas (GSP), resultados relatados de todos os pacientes, restaurações em dentes tratados com canal radicular (RCT) durante mais de 2 anos e tinham dados suficientes para gerar análises da tabela de vida. Os resultados foram "sobrevivência da TCR restaurada com coroas" e "sobrevivência da TCR com restaurações directas". Sobreviveram dez estudos. Estes dados mostraram um SPG médio global de 0,605 com uma sobrevivência de 10 anos de 81% para EAR coroado e uma sobrevivência de 10 anos de 63% para EAR com restaurações directas (compósitos de resina, amálgama, cimentos). Conclusão: Os ETR restaurados com coroas mostram uma sobrevivência aceitável a longo prazo de 10 anos, enquanto que as restaurações directas têm uma sobrevivência satisfatória apenas por um curto período.[4]

Danielle et al em 2013 conduziram uma revisão sistemática da sua literatura que visava relatar e explorar a sobrevivência de facetas dentárias construídas a partir de porcelana não feldspática ao longo de 5 e 10 anos. Os materiais e métodos do estudo incluíram um total de 4.294 artigos que foram identificados através de uma pesquisa sistemática envolvendo todas as bases de dados na Biblioteca Cochrane, MEDLINE (OVID), EMBASE, Web of Knowledge, revistas específicas (hand-search), anais de conferências, registos de ensaios clínicos, e contactos colegiados. Artigos, resumos, e literatura cinzenta foram procurados por dois investigadores independentes. Não houve limitações linguísticas. Foram identificados cento e dezasseis estudos para avaliação de textos completos, tendo sido 10 incluídos na análise (5 qualitativos, 5 quantitativos). Características e sobrevivência do estudo (Kaplan-Meier estimou a sobrevivência cumulativa e intervalo de confiança de 95% [IC]) foram extraídos ou recalculados. Um folheado falhado foi classificado como, um que exigia uma intervenção que perturbava a integridade marginal original, tinha sido parcial ou completamente perdido, ou tinha perdido retenção mais de duas vezes. Foi concluída uma meta-análise e análise de sensibilidade dos folheados de Imperatriz, com uma avaliação da heterogeneidade estatística e do viés de publicação. A heterogeneidade clínica foi explorada para resultados de todos os materiais de folheados de estudos incluídos. Os resultados mostraram que nos 10 estudos, as facetas foram fabricadas com materiais IPS Empress, IPS Empress 2, Cerinate, e Cerec de concepção assistida por computador/fabrico assistido por computador (CAD/ CAM) VITA Mark I, VITA Mark II, Ivoclar ProCad. A meta-análise mostrou que a estimativa conjunta para os folheados Empress foi de 92,4% (95% CI: 89,8% a 95,0%) para uma sobrevivência de 5 anos e 66% a 94% (95% CI: 55% a 99%) para 10 anos. Faltavam dados relativos a outros materiais de porcelana não feldspáticos, com apenas um único estudo, cada um dos quais relatando resultados para a Imperatriz 2. Cerinato, e várias porcelanas Cerec ao longo de 5 anos. A análise de sensibilidade mostrou que os dados de um estudo tiveram um efeito influenciador e estabilizador na estimativa conjunta de 5 anos. A análise concluiu que o resultado a longo prazo (>5 anos) de revestimentos de porcelana não feldspáticos é escassamente relatado na literatura. A revisão indicou que a sobrevivência cumulativa de 5 anos estimada para folheados de porcelana não feldspática gravável é superior a 90%.[6]

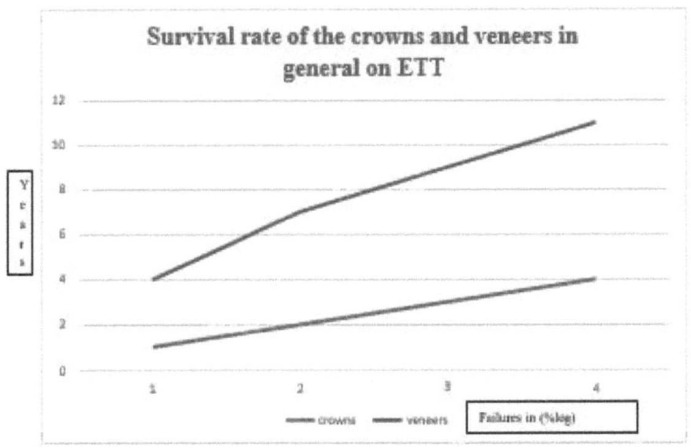

Diagrama 2 : A taxa de sobrevivência acumulada de coroas e folheados

Verificou-se que a sobrevivência cumulativa no teste % log por log - rank (Kaplan-Meyer) era mais para os folheados do que para as coroas. Os resultados estão representados graficamente no diagrama 2.

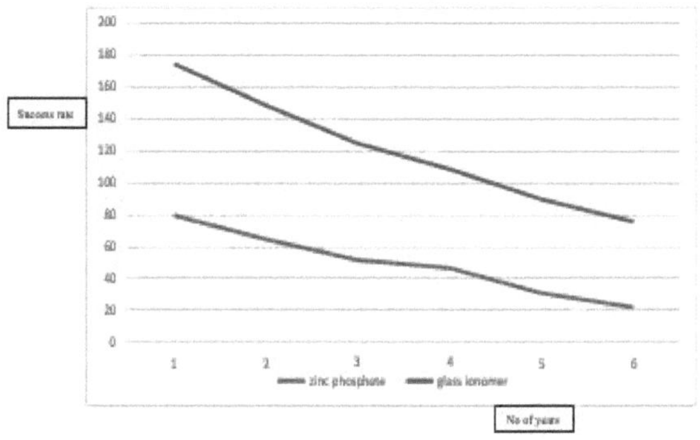

Diagrama 3 : Taxa de sobrevivência das coroas enfileiradas com diferentes cimentos.

A taxa de sucesso percentual das restaurações de cobertura total com cimento de ionómero de vidro foi superior à do cimento de fosfato de zinco, conforme ilustrado no diagrama 3.

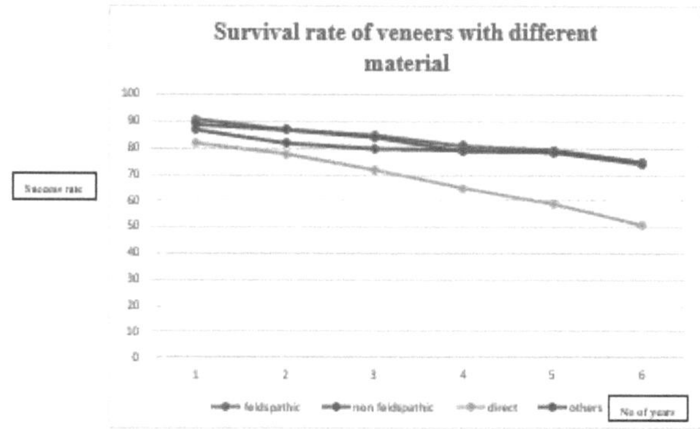

Diagrama 4 : Taxa de sobrevivência acumulada da restauração da cobertura parcial (folheados) fabricados com diferentes materiais

A taxa de sobrevivência acumulada do feldspático foi superior à da porcelana não feldspática, mas não houve diferença estatisticamente significativa entre as taxas de sobrevivência quando foram submetidas ao teste de Kaplan mayer e seguidas pelo teste de Kruskal- Wallis. A imagem gráfica pode ser anotada no diagrama4.

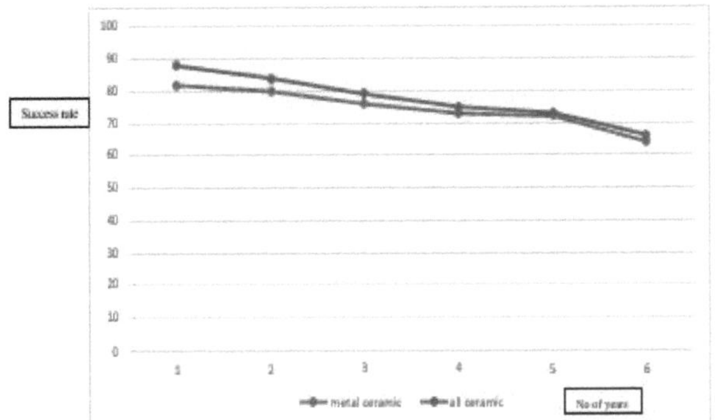

Diagrama 5 : Sobrevivência de coroas fabricadas com diferentes materiais.

A taxa de sobrevivência percentual de coroas fabricadas com toda a cerâmica (que inclui zircónio, cerâmica prensada, espinélio e disilicato de lítio) foi encontrada mais do que a restauração ou coroas de cobertura total de cerâmica metálica. A diminuição da taxa de sobrevivência pôde ser vista graficamente no diagrama 5, mas nenhuma diferença estatisticamente significativa foi observada nos primeiros dois anos.

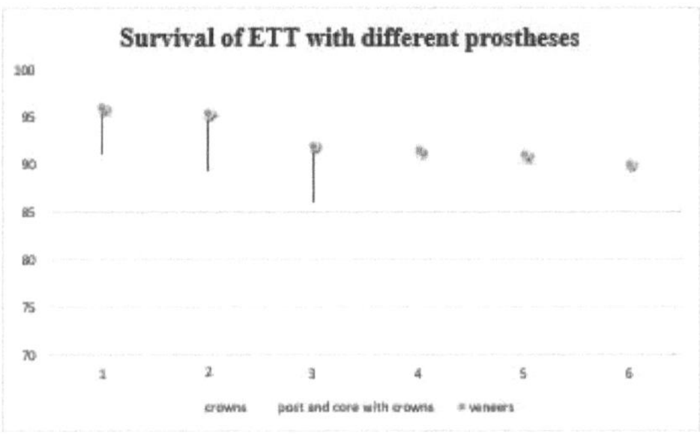

Diagrama 6 : Gráfico Moore mostrando a capacidade de sobrevivência do ETT com diferentes próteses

O gráfico de Moore mostrando a cabeça da trama mais a favor dos folheados do que as outras próteses. A taxa de sucesso dos dentes com pós-núcleo e coroa mostrou um intervalo intermédio em comparação com os outros tipos de próteses (diagrama 6).

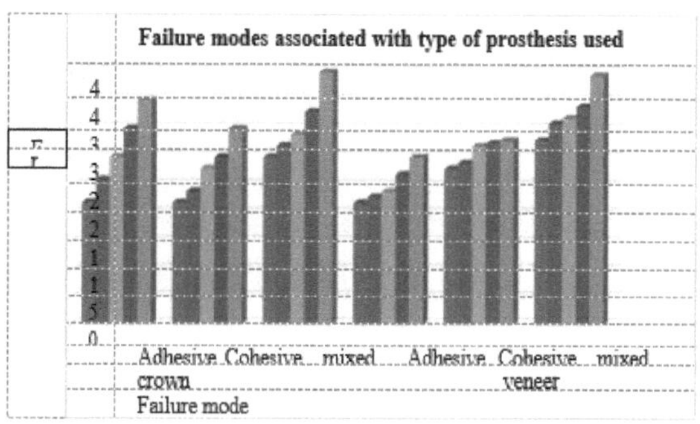

Diagrama 7 : Modo de falha de prótese

Pode-se ver que em ambos os grupos (coroas e folheados) o modo misto de fracasso pode ser notado. A fractura adesiva e coesiva predomina no grupo de restauração de cobertura total do que no grupo de folheados, como ilustrado no diagrama7.

Tempo de sobrevivência	coroa	folheados	Significado
1º ano	89.23 ± 1.23	92.34 ± 0.87	0.023
2º ano	87.86 ± 1.67	91.48 ± 1.129	0.0398
3º ano	86.87 ± 0.981	87.65 ± 1.36	0.124
4º ano	84.52 ± 1.23	83.36 ± 0.631	0.042
5º ano	79.39 ± 0.36	80.36 ± 1.19	0.258

Quadro 4: Taxa de sobrevivência acumulada de diferentes próteses

A taxa de sobrevivência acumulada de cada prótese foi obtida através do log rank / teste kaplan meyer. Os resultados mostram um folheado com maior taxa de sobrevivência do que as coroas.

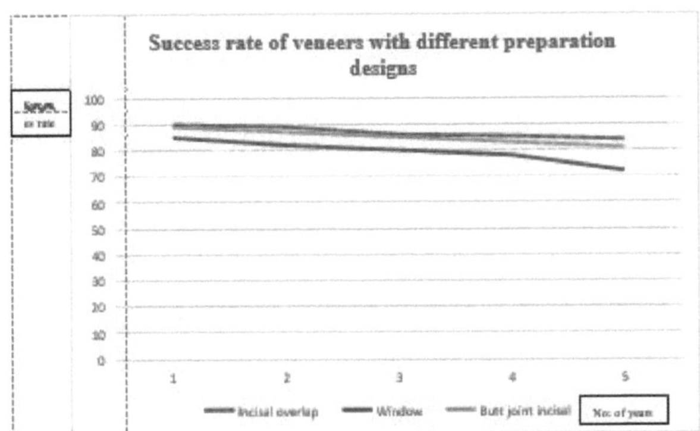

Diagrama 8: Taxa de sucesso de folheados com diferentes desenhos de preparação

Os resultados mostram que o desenho da preparação da sobreposição incisal tem uma maior taxa de sobrevivência em comparação com o da janela e do tipo de incisal articular($p<0,05$)

DISCUSSÃO

Sobrevivência de coroas.

Há uma ênfase significativa na colocação de uma restauração de cobertura total em dentes tratados endodonticamente. Segundo Aquilino e Caplan , os dentes tratados endodonticamente que não tiveram uma restauração de cobertura total após a obturação perderam-se a um ritmo 6 vezes superior ao dos dentes que tiveram uma restauração de cobertura total colocados após a obturação. Outros estudos relataram que os dentes molares tratados endodonticamente têm uma maior susceptibilidade à fractura devido à perda da estrutura dentária e que é mais importante cobrir as cúspides do que preservar a estrutura dentária. Dentro deste estudo, não houve diferença significativa entre coroas colocadas entre 0-14 dias e 15-59 dias após a colocação do núcleo/pós; contudo, houve uma diferença significativa quando as coroas foram colocadas mais de 60 dias após o núcleo/pós. Isto pode ser devido à maior probabilidade de fractura sem cobertura cúspide, porque as tensões das forças mastigatórias, hábitos parafuncionais e traumas têm uma maior susceptibilidade de prejudicar negativamente o dente de uma forma irreversível.[12]

Materiais da Coroa

Os materiais da coroa foram categorizados em não metálicos, metálicos e CSCs. As coroas não metálicas tinham um maior risco de fracasso do que as coroas metálicas. Isto podia ser atribuído ao aumento da redução dentária durante a preparação da coroa, à incapacidade de formar como ideal um selo marginal, e a complicações associadas a fissuras e fracturas de porcelana. O primeiro estudo da literatura que ilustrou o efeito prejudicial significativo da colocação de CSCs como restauração permanente e de cobertura total. As CSS têm sido utilizadas principalmente em pacientes com incapacidade de obter uma coroa permanente devido a preocupações financeiras ou em indivíduos jovens onde se pode esperar uma erupção dentária adicional e uma mudança de posição. Neste estudo, as CCCs foram utilizadas em 634 dentes, que constituíam apenas 0,4% da população de coroas. As taxas de falha das CCC foram significativamente mais elevadas do que outros tipos de restaurações de cobertura total. O estudo ilustrou a importância das coroas permanentes de cobertura total na restauração de dentes tratados endodonticamente.[12]

Se a cobertura da coroa é importante ou não ?

Inicialmente, pensava-se separar os resultados para RCT sem cobertura de coroa de acordo com o material que era utilizado para a construção do núcleo (resina, amálgama, cimento). Finalmente, optou-se por não o fazer, uma vez que não havia dados suficientes para cada material para construir uma curva de sobrevivência individual. Consequentemente, os resultados foram separados em dois grupos: um referente ao ETR coberto com coroas e o outro referente ao

ETR sem cobertura de coroas, independentemente do material. No que diz respeito aos dados dos estudos incluídos, há algumas definições que devem ser feitas. No estudo que foi realizado pela Creugers, deve notar-se que cinco falhas que ocorreram no primeiro mês após a inserção do posto foram ignoradas. Embora verdadeiros fracassos, foram independentes do envelhecimento clínico e dos processos de fadiga. Estas falhas foram consideradas "falhas precoces" e foram excluídas de outras avaliações de sobrevivência Adicionalmente, no estudo descrito por Grandini, os dados referentes a fugas marginais não foram avaliados nesta meta-análise, enquanto que os dados sobre retenção foram avaliados.[5]

Os dados referentes a estas falhas não podem ser avaliados como um todo, uma vez que algumas falhas podem coexistir num único dente e levariam a resultados falsos. Se estas falhas consideram dentes diferentes ou o mesmo, em alguns casos, não é inferido no estudo. Uma vez que a "perda de retenção" parece ser uma "característica de falha" mais comum do que a "fuga marginal", optou-se por incluir apenas dados sobre retenção para a presente meta-análise. Os dados para avaliação não são claros em todos os estudos. Em particular, no estudo descrito por Hansen existe apenas um número que retrata a taxa de sobrevivência cumulativa. Para permitir o procedimento estatístico, os números foram obtidos desenhando linhas horizontais e verticais nos eixos y e x, respectivamente.[5]

Esta revisão sistemática mostra definitivamente que o RCT coberto com coroas tem uma taxa de sobrevivência a longo prazo mais elevada (81 12% após 10 anos) do que o RCT sem cobertura de coroas (63 15% após 10 anos). No entanto, é de salientar que a taxa de sobrevivência do TCP sem cobertura de coroa é bastante satisfatória durante os primeiros 3 anos (84 9%), enquanto que há uma diminuição significativa na sobrevivência do TCP após este período. Outro facto é que a taxa de sobrevivência de 3 anos de dentes restaurados em resina é nitidamente melhor do que a dos dentes restaurados em amálgama. Sucintamente, a amálgama é inaceitável para a restauração de dentes posteriores tratados endodonticamente, quer amálgama seja utilizada como material restaurador temporário ou permanente.[5]

Efeito da calagem na capacidade de sobrevivência

Em contraste, a resina esmaltada é uma opção de tratamento alternativo para dentes que necessitam de uma restauração temporária e têm uma perda limitada da estrutura dentária. Vários autores descreveram o valor das revisões sistemáticas na investigação dentária. Como resultado, tem sido reconhecida como uma poderosa ferramenta de investigação em odontologia baseada em evidências, bem como para a comparação custo-benefício de tratamentos dentários. Infelizmente, esta revisão sistemática mostrou que este tipo de investigação é difícil de realizar, uma vez que a maioria dos estudos que são incluídos são retrospectivos. Como acontece com todos os estudos retrospectivos, não pode haver uma metodologia padrão de estudo clínico ou de relato que contribua para uma análise eficaz dos resultados.[5]

O cimento de fosfato de zinco foi utilizado predominantemente na primeira década de gravação a partir de 1966, quando foi uma escolha popular. Todas as preparações de coroas foram concebidas de modo a assegurar uma boa resistência macromecânica e forma de retenção através de um ângulo de convergência oclusal total mínimo (menos de 23 graus) e uma altura máxima das preparações. Além disso, as preparações não foram polidas, e a superfície interna da restauração e preparação eram rugosas; isto ajuda a retenção com cimento de fosfato de zinco. Os autores especulam que estes factores reduziram o risco de decementação. Também foi demonstrado que o cimento de fosfato de zinco é um agente de cimentação eficaz para coroas metálicas e pode durar um período de 20 anos ou mais, com uma microinfiltração mínima. Posteriormente, o cimento de ionómero de vidro foi utilizado com maior frequência após a primeira década. Desde então, estudos demonstraram o sucesso deste cimento, com cáries secundárias limitadas ou decementação e uma baixa incidência de pulpitites irreversíveis.[7]

A sobrevivência de coroas metalo-cerâmicas tem sido relatada noutros estudos. O estudo mais longo relatou que a taxa de sobrevivência de 2340 coroas metalo-cerâmicas foi de 85% até 25 anos. O presente estudo também mostra uma elevada sobrevivência durante um período mais longo para todas as restaurações indirectas, incluindo metal-cerâmica, para um número de amostras menor, mas com um acompanhamento radiográfico e clínico anual. A sobrevivência tanto de coroas metal-cerâmicas como cerâmicas é igualmente elevada em revisões sistemáticas. Os dados sugerem que a taxa de sobrevivência das coroas de porcelana feldspática em dentes posteriores (88%) é pior do que a dos dentes anteriores (95%).[7]

Uma recente revisão sistemática mostrou que estas diferenças são agora menores, mas ainda é necessária cautela na prescrição de coroas cerâmicas posteriores. Curiosamente, observou-se que o disilicato de lítio falhava mais nos dentes anteriores. No presente estudo, que não utilizava disilicato de lítio, foram colocadas coroas de cerâmica em dentes anteriores, e as taxas de sobrevivência para estas coroas foram elevadas. Foram também relatadas baixas taxas de falha até 10 anos em 191 facetas de porcelana laminada colocadas na prática dentária.

Para restaurações de ouro, 8 foram relatadas em 25 pacientes, com uma taxa de sobrevivência de 89% até 5 anos.[7]

As falhas da coroa metalo-cerâmica (n=6, 3,9%) foram devidas a periodontite periapical. A proporção de dentes coroados com polpas vitais, que permaneceu livre dos sinais e sintomas de deterioração pulpar durante 50 anos, foi portanto elevada. Este resultado é ligeiramente superior ao de outros estudos e durante um período de tempo consideravelmente mais longo, mas ao contrário de alguns outros estudos, foi confirmado clinicamente e utilizando radiografias[3].

Comparação da capacidade de sobrevivência dos dentes com a vitalidade após a coroa

Estudos relataram 83% de vitalidade da polpa (confirmada com radiografias) após coroas em 46 dentes aos 25 anos e 84% de vitalidade (confirmada clinicamente e com radiografias) após coroas em 284 dentes aos 10 anos. Além disso, outros trabalhos mostraram que os dentes coroados tratados endodonticamente têm taxas de sobrevivência semelhantes às dos dentes coroados com uma polpa vital. As preparações conservadoras de coroas neste estudo parecem ajudar a preservar a vitalidade dos dentes. A remoção das restaurações antes da realização de preparações de coroas permitiu um melhor exame da restauração do dente, e a incorporação disto no desenho melhorou a forma de resistência da restauração. É enfatizada a importância de uma estrutura dentária coronal suficiente. De facto, a sobrevivência das coroas em dentes tratados endodonticamente melhora significativamente com o aumento da estrutura coronal do dente.[7]

Sobrevivência de folheados

Descoloração marginal e perda da estabilidade da cor

Os problemas menos comuns associados aos folheados laminados de porcelana são a descoloração marginal e a perda da estabilidade da cor. Estes problemas raramente ocorrem porque todas as margens estão em áreas limpas, muitas vezes facilmente acabáveis e polidas na altura da cimentação e a superfície de porcelana vidrada, que é na sua maioria impermeável a manchas extrínsecas, também protege o cimento de resina subjacente fotopolimerizável (mais estável na cor). Se uma restauração bem ajustada tiver sido devolvida e uma viscosidade fina, mas altamente preenchida, o cimento de resina tem sido utilizado com técnicas adequadas de acabamento e polimento, a descoloração marginal imediata é rara, e a descoloração marginal é geralmente pouco ou nada visível no seguimento a longo prazo. [4] Contudo, folheados mal ajustados, que expõem quantidades inadequadas de cimento resinoso nas suas margens, ou restaurações bem ajustadas mas mal assentadas, causadas pela utilização de cimentos altamente viscosos, mostram frequentemente uma mancha de linha escura nas margens. Apenas o retoque e o repolimento podem remover estas linhas escuras. Se estas linhas forem demasiado profundas, então poderá ser necessária uma restauração de substituição. Para remover o excesso de cimento, o autor utiliza uma série de diamantes de acabamento (ou seja, ET, Brasseler USA, Savannah, GA) numa sequência de 30-mm, 15-mm, e 8-mm de diamantes de acabamento. (O MFS Two-Striper, outro kit de instrumentos de acabamento de diamantes da Premier Dental, Plymouth Meeting, PA, vem em séries de 40-mm, 20-mm, e 10-mm). Este processo é seguido de acabamento e polimento com tiras e discos (ou seja, Sof-Lex, 3M Espe, St.Paul, MN) e depois por pasta de polimento de diamante de porcelana aplicada com copos de borracha. [13]

Desdobramento em obrigações

Uma possível causa da descoloração marginal e da perda de estabilidade da cor da restauração é uma fuga marginal ou uma ruptura da ligação entre o cimento e o dente ou entre o cimento e o folheado. Esta descoloração começa como uma linha escura mas acaba por funcionar sob a restauração, com uma resultante descoloração difusa que se espalha a partir da margem envolvida. Este fenómeno era comum nas facetas de laminado acrílico como resultado da fraca resistência de ligação na interface entre o cimento e o facetado acrílico.[7] Esta separação é pouco comum nas facetas de porcelana porque em circunstâncias normais, a ligação à porcelana pelo cimento e a ligação do cimento compósito ao dente é mais do que aceitável para reter o facetado a longo prazo. No entanto, se a faceta não for devidamente gravada ou se a faceta e o dente estiverem de alguma forma contaminados durante o processo de ligação (ou seja, água ou óleo nas linhas de ar), é possível experimentar este problema ou agravar a delaminação completa da faceta. Esta ocorrência é rara, e é geralmente importante prestar muita atenção às interfaces de porcelana, compósito e dente. A organização de etapas no momento da colagem elimina geralmente esta preocupação. Se uma restauração desbastada mas bem ajustada for recuperada, o dente pode ser limpo de todo o compósito antigo usando a ampliação. O entalhe do interior da restauração pode ser delicadamente jateado com jacto de areia e re-gravado com ácido fluorídrico e depois limpo, silanizado, e recoberto.[15]

Armadilha de bolha de ar

As bolhas de ar podem ficar presas perto da margem da restauração, que acaba por ficar exposta. Os alimentos e outros detritos podem ser acondicionados no pequeno espaço entre a restauração e o dente. Embora esta seja uma ocorrência rara, o melhor tratamento é primeiro obter acesso adequado a este vazio com um diamante pontiagudo e remover completamente qualquer impacção de alimentos e detritos. A porcelana pode ser gravada com ácido fluorídrico suave e silanizada, o dente pode ser gravado com ácido fosfórico a 37%, e um novo cimento de resina pode ser introduzido com uma ponta de seringa fina ou calculista.[15]

O folheado de porcelana gravada provou ser uma das modalidades de tratamento de maior sucesso que a odontologia moderna tem para oferecer. As dificuldades com esta restauração têm sido relativamente inexistentes ao longo dos últimos 25 anos. Os problemas que têm surgido parecem envolver questões de selecção adequada dos pacientes, atenção aos detalhes na preparação e colocação final, e selecção de material e laboratório. Os últimos cimentos de resina, agentes de ligação, e cerâmica de alta resistência expandiram a tecnologia de porcelana gravada para incrustações, onlays, coroas, e pontes simples.[20]

Ao longo dos últimos 25 anos, a restauração porcelana gravada demonstrou quatro critérios importantes, na opinião dos autores, para determinar o sucesso final deste sistema restaurador dentário: (1) resistência adequada, dureza e resistência à abrasão da porcelana exo- pele, que protege a subcapa adesiva de resina, (2) biocompatibilidade, mas resistência ao ambiente oral da restauração total, (3) capacidade de se formar nas formas e cores necessárias, mantendo a translucidez natural do dente, e (4) valores de condutividade térmica e coeficiente de expansão térmica, semelhantes aos da estrutura dentária, permitindo a adesão a longo prazo da restauração, ao mesmo tempo que proporciona a sensação de superfície natural do dente. Estas importantes características devem colocar as facetas laminadas de porcelana entre as restaurações mais bem sucedidas que a medicina dentária proporciona[9]. Esta modalidade de tratamento tem feito parte do currículo de apenas algumas escolas de medicina dentária na América do Norte, o que deu origem a que muitos institutos privados tenham o prazer de preencher esta lacuna na educação moderna e fornecer o que consideram ser as técnicas e a filosofia de tratamento adequadas, utilizando esta restauração.[4]

A definição de fracasso foi uma questão para a presente revisão. As diferenças entre estudos relativos às complicações que foram reconhecidas como fracassos alteraram a taxa de fracasso de alguns resultados. A ausência de conceitos padronizados sobre a definição de fracasso causou heterogeneidade e criou dificuldades na análise adequada da taxa de fracasso. A "falha" de PLV incluía uma, ou uma combinação de complicações tais como fractura de PLV, fissuras ou lascagem, descolamento, falha da integridade marginal, instabilidade de cor ou desadequação, sensibilidade pós-operatória, cáries secundárias, microinfiltração, tratamento de canal radicular pós-operatório ou complicações endodônticas, resposta patológica do tecido gengival ou periodontal, coloração do cimento de cimentação, sobre-contorno, quando o dente do pilar foi extraído na sequência de uma complicação biológica, "perda de função", "quando precisava de ser substituído", "um problema irreparável", "clinicamente inaceitável mas reparável", e "clinicamente inaceitável com necessidade de substituição". Em alguns estudos, o fracasso foi classificado como "absoluto" ou "relativo".[18] Noutros, o fracasso ocorreu apenas nos casos que exigiam a substituição de toda a restauração ou extracção dentária, apesar da presença de algumas complicações biológicas (cáries, tratamentos endodônticos, e intervenções periodontais) que seriam classificadas como um fracasso noutros estudos. Outra questão foi a ocorrência de "fracturas", "fissuras", e "lascas".[21]

As lascas e fissuras nem sempre foram consideradas como "falha" nos estudos; na maioria das ocorrências, estas foram consideradas como "falha" nos casos em que o defeito era irreparável. Além disso, os critérios de falha nem sempre foram descritos em pormenor, o que pode causar divergências e limitar a capacidade de obter uma compreensão clara da taxa de sobrevivência global destas restaurações. Esta foi a razão pela qual escolhemos focalizar a taxa de sobrevivência em relação a complicações claramente estabelecidas, nomeadamente fractura da restauração, desbaste, ocorrência de cárie secundária, e necessidade de tratamento endodôntico após a cimentação. Para esta revisão, pequenos defeitos marginais e ligeiras descolorações marginais não foram considerados como falhas, uma vez que têm mais a ver com o aspecto da PLV, e podem ser facilmente reparados ou reparados. Existem quatro desenhos diferentes de preparações principais para PLV, nomeadamente, janela, borda de penas, chanfro palatino, e preparações incisais para as articulações das nádegas .[16]

Desenho de preparativos

Acredita-se que o desenho da PLV desempenha um papel na sobrevivência da PLV, e embora a maioria dos desenhos fossem preparações intra-esmalte, com uma exposição normalmente menor à dentina, um desenho ampliado da PLV poderia ser associado a áreas maiores ligadas à estrutura dentinária. Enquanto se acredita que a ligação à dentina é mais fraca do que ao esmalte, e mostra um risco mais elevado de microinfiltração e descolagem, porque a ligação à dentina depende de componentes orgânicos . Como a durabilidade da ligação é crítica para a longevidade das restaurações, uma vez que a degradação pode enfraquecer a adesão e levar a lacunas entre dentes e restaurações, o desenho da preparação seria um factor importante a avaliar em relação à falha de PLV.[17] No entanto, decidimos não efectuar um tipo de análise comparando diferentes desenhos de preparação (excepto a presença ou não de cobertura incisal), uma vez que nem sempre foi possível fazer uma distinção clara entre estes quatro desenhos principais: alguns estudos não forneceram informação suficiente sobre isto, e mesmo quando a informação estava disponível, o desenho da preparação nem sempre foi padronizado entre os estudos. Para piorar a situação, a nomenclatura utilizada para cada desenho nem sempre foi a mesma entre os estudos. Além disso, os estudos mostraram uma grande variação da extensão em que as superfícies labiais dos dentes foram reduzidas, outro factor que poderia ter influenciado a prevalência de complicações.[14]

No que diz respeito à cobertura incisal, a percentagem de falhas de PLV sem cobertura incisal foi superior à percentagem de falhas de PLV com cobertura incisal. No entanto, a percentagem simples não é a forma adequada de comparar as falhas entre os grupos. [10] Uma análise de sobrevivência é o método mais adequado para o fazer, mas não foi possível comparar ambos os grupos com este tipo de análise, uma vez que não havia informação sobre o ponto temporal de falha de qualquer um dos PLV sem cobertura incisal. Esta conclusão não está de acordo com os resultados de uma análise comparando os VPP com e sem cobertura incisal; os resultados desta análise anterior não mostraram uma diferença estatisticamente significativa das taxas de sobrevivência entre estes dois desenhos. No entanto, os resultados da revisão prévia basearam-se numa meta-análise que incluiu apenas três estudos clínicos. Além disso, nenhum dos estudos incluídos nesta comparação realizada nesta revisão anterior forneceu os pontos precisos de falha dos PLV. Além disso, o estudo realizou uma meta-regressão para mostrar que não havia associação entre a taxa de sobrevivência e o tempo de seguimento, o que não parece ser um achado exacto.[24]

A presente revisão observou que a maioria dos fracassos acontecem nos primeiros anos após a ligação. Os nossos resultados também concordam com as conclusões de outra revisão sobre o assunto, que observou que a concepção da preparação com cobertura incisal para PLV apresentava um risco de falha acrescido em comparação com as que não tinham cobertura incisal. Os resultados desta outra revisão basearam-se também num número limitado de estudos incluídos; os resultados de apenas cinco estudos clínicos foram incluídos nesta análise.[21]

Materiais utilizados no fabrico de folheados

Os resultados actuais mostraram que os PLV não feldspáticos apresentavam uma taxa de falhas inferior à dos PLV feldspáticos. Isto pode estar relacionado com as propriedades mais fracas das porcelanas feldspáticas em relação às não feldspáticas. As propriedades mecânicas das porcelanas feldspáticas são baixas, com baixos valores de resistência à flexão. Acredita-se que a fractura é uma das causas mais comuns de falha absoluta da PLV. Uma das razões para tal poderia ser a baixa ductilidade dos materiais cerâmicos, que é um problema inerente, cedendo à formação de fissuras. Além disso, as porcelanas de revestimento podem ser mais susceptíveis à fractura sob tensão mecânica, devido à ausência de um material de núcleo. Outro factor seria a concentração de tensão na interface adesiva criada pela retracção da polimerização do compósito de cimentação.[32]

Efeito da colagem sobre a capacidade de sobrevivência dos folheados

Quando o PLV é ligado a uma superfície dentina com menor rigidez, os PLV podem estar mais expostos a tensões durante a carga, levando a um maior risco de fracturas em comparação com os PLV ligados ao esmalte. O risco de flexão tende a ser maior quando se liga a uma maior extensão de dentina, porque a dentina tende a ser mais flexível do que o esmalte. Este aumento do risco de flexão acabaria por aumentar a taxa de fracturas. Acredita-se também que os problemas acima mencionados com a dentina estão relacionados com a descofragem, outro dos problemas mais comuns com as PLV. A descolagem pode também ser o resultado da falta de adesão suficiente, e do cimento utilizado para a calagem. A composição do substrato dentário pode envolver uma combinação de esmalte, dentina, e restauração composta existente que pode tornar a adesão mais desafiante. [24]

Efeito da exposição à dentina sobre a capacidade de sobrevivência dos folheados

Altas taxas de falhas em PLV têm sido associadas a superfícies dentinárias largamente expostas. Outro estudo observou que, após 18 meses de seguimento, as PLVs que atravessaram restaurações compostas existentes mostraram mais falhas do que as PLVs que foram cimentadas em dentes intactos. Na presente revisão não foi possível verificar adequadamente a influência da extensão da dentina nas preparações de PLV dos estudos incluídos, uma vez que isto não foi normalmente descrito em pormenor. Além disso, nem sempre é fácil distinguir entre a presença de dentina ou esmalte na preparação, uma vez que esta é normalmente determinada visualmente. [17]

Efeito dos agentes de cimentação

De acordo com os resultados da presente revisão, a prevalência de cáries secundárias não foi elevada, tendo a maioria das ocorrências sido detectada no período de seguimento a longo prazo. Isto pode ser explicado pelo envelhecimento da resina adesiva ou do cimento de cimentação, ou pelo cimento lavado, que pode ser responsável por pequenos vazios e defeitos entre o dente preparado e a PLV, o que pode aumentar a hipótese de cáries secundárias. A retracção inicial da polimerização também poderia ser uma causa, mas como isto acontece imediatamente após a colagem, provavelmente causaria problemas com cáries secundárias no período de seguimento precoce. O risco é maior quando a preparação se estende lingüisticamente, tornando mais difícil a identificação de defeitos tão pequenos . Quando todas as margens da preparação estão sobre o esmalte, o risco é menor, devido à ligação superior do adesivo em relação à dentina, tal como mencionado em outras partes do texto.[7] A prevalência de complicações endodônticas como razão para o fracasso foi relativamente baixa em comparação com as três outras complicações. Esta complicação pode estar relacionada com as questões já discutidas de ligação e a ocorrência de cáries secundárias não detectadas. Acredita-se que o bruxismo pode ter algum impacto negativo na sobrevivência a longo prazo das PLV.[30]

Efeito de parafunção sobre a capacidade de sobrevivência dos folheados

O estudo de Beier et al. realizou uma análise específica sobre esta parafunção, e metade da população de pacientes do seu estudo auto-relatou ou foram diagnosticados como bruxers. A análise estatística revelou uma taxa de insucesso significativamente mais elevada para restaurações de PLV em pacientes que eram bruxers. Outro estudo sugeriu que existe um maior risco de insucesso de PLV em doentes com actividade de bruxismo. Sugere-se que o bruxismo pode ser um factor de risco de fracturas da cerâmica, e possivelmente uma das causas de uma maior prevalência de complicações técnicas em diferentes tipos de reabilitações protéticas.[5]

CONCLUSÃO

Nas limitações desta revisão sistemática :

❖ As hipóteses de sobrevivência dos folheados são maiores em comparação com as das coroas dos dentes que são tratadas endodonticamente.

❖ O modo de maior falha na coroa deve-se a uma fractura adesiva e coesiva.

❖ Considerando as coroas, todas as coroas de cerâmica apresentam uma taxa de sobrevivência superior (87,4 ± 1,38) do que as coroas de cerâmica metálica

REFERÊNCIAS

1. Gresnigt MM, Cune MS, Jansen K, Van der Made SA, Özcan M. Ensaio clínico aleatório sobre compostos de resina indirecta e folheados de laminados cerâmicos: Resultados até 10 anos. Journal of dentistry. 2019 Jul 1;86:102- 9.

2. Mannocci F, Bertelli E, Sherriff M, Watson TF, Ford TP. Comparação clínica de três anos de sobrevivência de dentes tratados endodonticamente restaurados com cobertura total ou com restauração composta directa.

The Journal of prosthetic dentisty. 2002 Set 1;88(3):297-301.

3. Peumans M, De Munck J, Fieuws S, Lambrechts P, Vanherle G, Van Meerbeek B. Um ensaio clínico prospectivo de dez anos de folheados de porcelana. A revista de dentisteria adesiva. 2004;6(1):65-76.

4. Calamia JR, Calamia CS. Revestimentos laminados de porcelana: razões para 25 anos de sucesso. Clínicas dentárias da América do Norte. 2007 Abr 1;51(2):399-417.

5. Stavropoulou AF, Koidis PT. Uma revisão sistemática de coroas únicas sobre dentes tratados endodonticamente. diário de odontologia. 2007 Oct 1;35(10):761-7.

6. Layton DM, Clarke M, Walton TR. Uma revisão sistemática e meta-análise da sobrevivência de folheados de porcelana feldspática durante 5 e 10 anos. International Journal of Prosthodontics. 2012 Nov 1;25(6).

7. Olley RC, Andiappan M, Frost PM. Um seguimento de até 50 anos de sobrevivência de coroa e facetas numa clínica dentária. The Journal of prosthetic dentisty. 2018 Jun 1;119(6):935-41.

8. von Stein-Lausnitz M, Mehnert A, Bruhnke M, Sterzenbach G, Rosentritt M, Spies BC, Bitter K, Naumann

M. Restauração directa ou indirecta de incisivos centrais superiores tratados endodonticamente com defeitos de classe III? Restauração de compósito versus facetado ou coroa. J Adhes Dent. 2018 Nov 1;20(6):519-26.

9. Shu X, Mai QQ, Blatz M, Price R, Wang XD, Zhao K. Restaurações directas e indirectas para Dentes Tratados Endodonticamente: A Systematic Review and Meta-analysis, IAAD 2017 Consensus Conference Paper. Journal of Adhesive Dentistry. 2018 Maio 1;20(3).

10. Sadaf D. Taxas de sobrevivência dos dentes tratados endodonticamente após a colocação da restauração coronal definitiva: estudo retrospectivo de 8 anos. Terapêutica e gestão do risco clínico. 2020;16:125.

11. Alenezi A, Alsweed M, Alsidrani S, Chrcanovic BR. Sobrevivência a longo prazo e taxas de complicação de lâminas laminadas de porcelana em estudos clínicos: uma revisão sistemática. Diário de medicina clínica. 2021 Mar5;10(5):1074.

12. Yee K, Bhagavatula P, Stover S, Eichmiller F, Hashimoto L, MacDonald S, Barkley III G. Taxas de sobrevivência dos dentes com tratamento endodôntico primário após a colocação do núcleo/pós e da coroa. Diário de endodontia. 2018 Fev 1;44(2):220-5.

13. Demarco, F.F.; Collares, K.; Coelho-de-Souza, F.H.; Correa, M.B.; Cenci, M.S.;

Moraes, R.R.; Opdam, N.J. Restaurações compostas anteriores: Uma revisão sistemática sobre a sobrevivência a longo prazo e as razões do fracasso. Amolgadela. Mater. 2015, 31, 1214–1224.

14. Heintze, S.D.; Rousson, V.; Hickel, R. Eficácia clínica das restaurações anteriores directas - uma meta-análise. Amolgadela. Mater. 2015, 31, 481–495.

15. Sequeira-Byron, P.; Fedorowicz, Z.; Carter, B.; Nasser, M.; Alrowaili, E.F. Coroas simples versus recheios convencionais para a restauração de dentes cheios de raízes. Cochrane Database Syst. Rev. 2015, 2015, Cd009109.

16. Calamia, J.R. Facetas de porcelana recortadas: O actual estado da arte. Quintessência Int. 1985, 16, 5-12.

17. Beier, E.U.A.; Kapferer, I.; Burtscher, D.; Dumfahrt, H. Desempenho clínico dos folheados laminados de porcelana durante até 20 anos. Int. J. Prosthodont. 2012, 25, 79–85.

18. Peumans, M.; De Munck, J.; Fieuws, S.; Lambrechts, P.; Vanherle, G.; Van Meerbeek, B. Um ensaio clínico prospectivo de dez anos de folheados de porcelana. J. Adhes. Dent. 2004, 6, 65–76.

19. Granell-Ruiz, M.; Fons-Font, A.; Labaig-Rueda, C.; Martínez-González, A.; Román- Rodríguez, J.L.; Solá-Ruiz, M.F. Um estudo clínico longitudinal 323 folheados de laminado de porcelana. Período de estudo de 3 a 11 anos. Med. Oral Patol. Oral Cir. Bucal 2010, 15, e531-e537.

20. Chrcanovic, B.R.; Ghiasi, P.; Kisch, J.; Lindh, L.; Larsson, C. Estudo retrospectivo comparando os resultados clínicos das sobredentaduras suportadas por implantes de clipes de barras e de fixação de esferas. J. Oral Sci. 2020, 62, 397-401.

21. Chrcanovic, B.R.; Kisch, J.; Larsson, C. Avaliação retrospectiva das próteses dentárias fixas de arcada completa suportadas por implantes após um acompanhamento médio de 10 anos. Clin. Implante oral. Res. 2020, 31, 634-645.

22. Moher, D.; Liberati, A.; Tetzlaff, J.; Altman, D.G.; Grp, P. Preferred Reporting Items for Systematic Reviews and Meta-Analyses: A Declaração PRISMA. Ann. Estagiária. Med. 2009, 151,264–269.

23. NIH. Ferramenta de Avaliação da Qualidade para Estudos de Casos de Estudo. Disponível em linha: https://www.nhlbi.nih.gov/health-topics/studyquality-assessment-tools (acedido em 15 de Janeiro de 2020).

24. Imburgia, M.; Cortellini, D.; Valenti, M. Desenho de preparação vertical minimamente invasivo para folheados cerâmicos: Estudo clínico retrospectivo multicêntrico de acompanhamento de 265 folheados de disilicato de lítio. Int. J. Esthet. Amolgadela. 2019, 14, 286–298.

25. Shang, X.; Mu, Y. Aplicação clínica e avaliação eficaz de folheados laminados de porcelana ceratada. Queixo. Med. J. 2002, 115, 1739–1740.

26. Arif, R.; Dennison, J.B.; Garcia, D.; Yaman, P. Avaliação retrospectiva do desempenho clínico e longevidade dos folheados laminados de porcelana 7 a 14 anos após a cimentação. J. Prosthet. Dent. 2019, 122, 31–37.

27. Aristidis, G.A.; Dimitra, B. Cinco anos de desempenho clínico de folheados laminados de porcelana. Quintessence Int 2002, 33, 185-189.

28. Aslan, Y.U.; Uludamar, A.; Ozkan, Y. Desempenho clínico de folheados de vitrocerâmica prensável após 5, 10, 15, e 20 anos: Um estudo retrospectivo de uma série de casos. J. Esthet. Restor. Amolgadela. 2019, 31, 415–422.

29. Aykor, A.; Ozel, E. Avaliação clínica quinquenal de 300 dentes restaurados com facetas laminadas de porcelana utilizando o sistema de fixação total e um sistema autocolante modificado. Oper. Amolgadela. 2009, 34, 516–523

30. D'Arcangelo, C.; De Angelis, F.; Vadini, M.; D'Amario, M. Avaliação clínica em folheados laminados de porcelana colados com compósito

fotopolimerizável: Resultados até 7 anos. Clin. Investigação oral. 2012, 16, 1071–1079.

31. Fradeani, M.; Redemagni, M.; Corrado, M. Folheados laminados de porcelana: Avaliação clínica de 6 a 12 anos - um estudo retrospectivo. Int. J. Periodontics Restor. Amolgadela. 2005, 25, 9–17.

32. Gresnigt, M.M.M.; Cune, M.S.; Jansen, K.; van der Made, S.A.M.; Özcan, M. Ensaio clínico aleatório sobre revestimentos laminados indirectos de resina composta e cerâmica: Resultados até 10 anos. J. Dent. 2019, 86, 102–109.

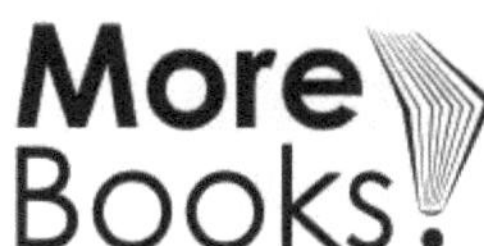

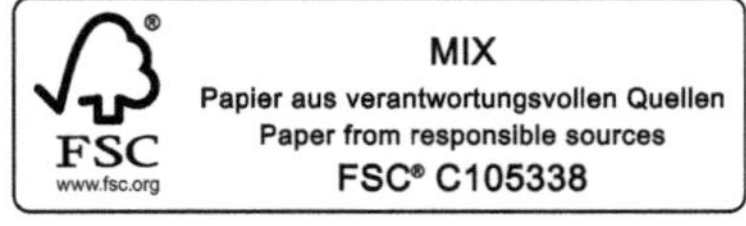

Printed by Books on Demand GmbH, Norderstedt / Germany